Zwänge abschalten mit Quantenenergie

Wolfgang Zimmer

Zwänge abschalten mit Quantenenergie
Selbsthilfe und Klientenbehandlung

© 2010 - Wolfgang Zimmer
1. Auflage
ISBN: 978-3-8391-3901-1

Herstellung und Verlag:
Books on Demand GmbH, Norderstedt
Alle Rechte liegen beim Autor

Wolfgang Zimmer ist Heilpraktiker für Psychotherapie und arbeitet in seiner Praxis in Süddeutschland. Neben anderen alternativen Behandlungsverfahren wie Lichtbahnentherapie und Edelsteintherapie gehört die Therapie mit Quantenenergie seit Jahren zu seiner täglichen Arbeit mit psychisch und psychosomatisch kranken Menschen.

Hinweise

Dieses Buch ist ein kleiner Ratgeber zur Arbeit mit Selbstheilungsenergien, wobei Heilung nicht im Sinne einer medizinischen Behandlung zu verstehen ist. Es geht um die Aktivierung der Selbstheilungsfähigkeit des menschlichen Organismus. Diese Fähigkeit soll mit den dargestellten Verfahren und Techniken gefördert werden. Obwohl die dargestellten und ähnliche Verfahren gut erprobt sind, kann der Autor keine Garantie für Erfolge in der Anwendung übernehmen. Jeder Anwender von Energiearbeit muss seine Arbeit eigenverantwortlich gestalten. Wir weisen darauf hin, dass in Deutschland nur derjenige Krankheiten bzw. kranke Menschen mit dem Ziel der Therapie behandeln darf, der als Arzt, Zahnarzt, Psychotherapeut oder Heilpraktiker die entsprechende Erlaubnis besitzt. Achten sie also in ihrer Arbeit bitte auf das Einhalten der gesetzlichen Grenzen und Bestimmungen. Die Vorschläge aus diesem Buch sind in keinem Fall dazu gedacht, die sorgsame Behandlung durch einen Arzt oder Heilpraktiker zu ersetzen, auch dann nicht, wenn der Anwender selbst über eine gesetzlich geregelte Heilerlaubnis verfügt. Wir verstehen die Energieanwendung als angenehme und hilfreiche Ergänzung zu anderen Behandlungsverfahren. Wenn der Begriff Heilung hier im Buch verwendet wird, ist damit vor allem die Aktivierung der Selbstheilungskräfte gemeint. In Ermangelung eines anderen gängigen Begriffes für den Vorgang energetischer Verfahren aus dem Bereich der Geistheilung und aufgrund der leichteren Verständlichkeit, verwenden wir den Heilungsbegriff daher in diesem alltäglichen Sprachgebrauch und nicht im Sinne der Medizin.

Inhaltsverzeichnis

1. Einführung

Die Arbeit mit energetischen Heilverfahren hat in den letzten Jahren einen regelrechten Boom erfahren. Glücklicherweise hat das Konzept der Quantenheilung eine weite Verbreitung und großes Interesse bei Menschen gefunden, die alternative Formen der Heilung bevorzugen. Inzwischen gibt es eine Vielzahl von Büchern und Kursangeboten zur Arbeit mit Quantenenergie. Das führt einerseits dazu, dass immer mehr Menschen von dieser einfachen Methode erfahren. Natürlich sorgt es andererseits auch für viele Kritiker, Skeptiker und Gegner dieses Verfahrens. Auch das betrachte ich als insgesamt konstruktiven Prozess. Kontroverse Diskussion ermahnt uns doch immer wieder, bodenständig zu bleiben, Bestehendes weiterzuentwickeln und nicht vorschnell auf einen fahrenden Zug aufzuspringen.

Die vielen positiven Erfahrungen, die ich selbst mit der Quantenenergie machen durfte, bestätigen sich täglich im Zuspruch meiner Leserinnen und Leser. Auch mit dem vorliegenden Buch lade ich alle Interessierten dazu ein, die vorgestellten Übungen sofort auszuprobieren und ihre Wirkung unmittelbar zu spüren und zu überprüfen. Bleiben sie kritisch, seien sie ihre eigene Referenz! Lesen Sie diesen kleinen Ratgeber durch und machen sie selbst etwas Großes daraus. Vielleicht ist das ja leichter als sie denken.

Das Grundprinzip der hier vorgestellten Methode ist einfach. In meinem Buch *Quantenenergie in der Praxis* erläutere ich die grundsätzliche Vorgehensweise. Schritt für Schritt zeige ich dort, wie sie eine Routine im Umgang mit der eigenen Synchronisation herstellen. Das ist die wesentliche Grundvoraussetzung für eine erfolgreiche Anwendung zur Selbstbehandlung oder als Therapeut.

Im vorliegenden Ratgeber stelle ich Ihnen meine Vorgehensweise bei der Behandlung von schweren Zwängen vor. In meiner Praxis arbeite ich hauptsächlich mit Menschen, die an schweren Angstzuständen oder an ausgeprägten Zwängen leiden. Sie werden im Verlauf des Buches sehen, dass Zwänge und Ängste immer zusammenhängen. Die Behandlung mit Quantenenergie ist ein fester Bestandteil meiner therapeutischen Arbeit. Allen von Zwangsstörungen Betroffenen und natürlich auch allen Therapeuten möchte ich daher etwas weitergeben und mit diesem Buch eine Ergänzung oder Erweiterungsmöglichkeit ihrer bisherigen Therapieversuche anbieten.

2. Zwangsstörungen

Zwangssyndrome gehören zu den häufigsten psychischen Störungen. Menschen, die von schweren Zwängen betroffen sind, erleben dabei immer einen immensen Leidensdruck. Zwänge oder zwanghaftes Verhalten kommen auch bei gesunden oder glücklichen Menschen recht häufig vor, meistens allerdings nur zeitweise oder nur schwach ausgeprägt. Viele Menschen kontrollieren beispielsweise mehrere Male, ob alle Fenster geschlossen sind, bevor sie das Haus verlassen. Eine Kontrolle würde genügen. Doch dann kommt die Unsicherheit, ob nicht doch noch eines offen steht oder nicht richtig geschlossen ist. Das kennen fast alle Menschen. Mal sind es die Fenster, mal ist es das Bügeleisen. Manch einer braucht eine ganz bestimmte Ordnung im Bücherregal und wird etwas unruhig, wenn diese in irgendeiner Form verändert wird. Wieder andere können keine Treppe hoch oder runter gehen ohne die Stufen zu zählen. Viele wünschen sich dabei eine gerade Anzahl an Stufen und ärgern sich vielleicht, wenn es nicht aufgeht. Die meisten Menschen entwickeln mehrmals im Leben, vor allem aber in der Jugendzeit, immer wieder einmal leichte Zwangssymptome. Das ist normal und stört meistens nicht viel.

Eine Zwangsstörung zeigt zwar ähnliche Phänomene, die Ausprägung ist jedoch viel deutlicher. Der Alltagsstufenzähler kann es aushalten, wenn sein Plan von einer geraden Anzahl an Stufen nicht aufgeht. Er kann auch bei seinem Weg über die Treppe leicht abgelenkt werden, weil er beispielsweise in ein Gespräch verwickelt wird und dann nicht zählen kann. Der Fensterkontrollierer kann von seinen Freunden, die ihn zur Kneipentour abholen, mit ein paar witzigen Bemerkungen oder mit einem Ruck an seinem Arm auf den Weg gebracht werden.

Über einen solchen Zustand würden sich Menschen, die unter Zwangsstörungen leiden, freuen können. Denn ihnen ist es nicht möglich, sich irgendwie abzulenken oder den Zwang zu übergehen. Obwohl sie in der Regel wissen, dass die Zwänge destruktiv sind und ihr Leben einschränken und im Grunde genommen „sinnlos" sind, können sie sie nicht einfach abstellen.

Als Zwang wird ein Verhalten dann bezeichnet, wenn der Betroffene das Gefühl hat, eine subjektiv sinnlose Angelegenheit immer wieder erfüllen zu müssen, die er sich selbst auferlegt, wobei das Nichterfüllen Unruhe oder Angst hervorbringt. Typisch sind ständiges Kontrollieren oder Händewaschen ohne wirklichen Grund.

2.1 Arten des Zwangs

Zunächst einmal muss Zwang von scheinbar ähnlichen Phänomenen unterschieden werden. Therapeutisch oder diagnostisch ist vor allen Dingen die Abgrenzung zu Wahnphänomenen und Ticstörungen wichtig.

Bei einem Waschzwang hat der Betroffene beispielsweise die Vorstellung, bakteriellen Schmutz an den Händen zu haben, obwohl er weiß, dass das nicht sein kann, weil er sich die Hände schon viele Male gewaschen hat. Die Angst vor Verschmutzung oder Ansteckung treibt ihn zum weiteren Händewaschen an. Er weiß aber, dass diese Vorstellung sachlich falsch ist. Dennoch kann er sich nicht dagegen wehren. Von einem Wahn kann nur dann gesprochen werden, wenn eine absolute Überzeugung von dieser bakteriellen Verschmutzung vorliegt, die völlig unkorrigierbar ist. In diesem Falle wäre es für den Betroffenen nicht einmal möglich, sich vorzustellen, dass die Hände sauber sein könnten. Hinweise anderer Menschen würden im Fall einer Wahnerkrankung mindestens als Unkenntnis, eher sogar als Böswilligkeit ausgelegt.

Bei Tics oder Ticstörungen ist es so, dass Betroffene ganz bestimmte impulsartige Bewegungen oder Lautäußerungen machen, ohne das kontrollieren zu können. Zuckungen im Gesicht oder an den Schultern oder ständiges Räuspern sind typische Beispiele. Tics haben einen gewissen zwanghaften Charakter, unterscheiden sich jedoch von Zwangsstörungen deutlich. Zwänge werden aktiv ausgeführt, wie ein Ritual. Betroffene schaffen es nicht, sich dauerhaft dagegen zu wehren. Die dabei entstehende Angst würde zu groß. In Verhaltenstherapien wird die Kontrolle der Zwänge trainiert. Es geht also unter Inkaufnahme der Angst schon, einen Zwang zeitweise wegzulassen. Tics sind motorische oder vokale Impulse, die nicht unterdrückt werden können. Sie können nicht willentlich kontrolliert werden.

Man unterscheidet Zwangshandlungen und Zwangsgedanken. Bei Zwangshandlungen führen Betroffene immer wieder die gleichen Rituale aus, beispielsweise das Waschen der Hände, das Ordnen oder Ausrichten von Gegenständen oder das Kontrollieren, ob Fenster und Türen richtig verschlossen sind. Zwangsgedanken sind Wörter oder Sätze oder Vorstellungen, die sich dem Betroffenen immer wieder aufdrängen. Es ist dann nicht möglich, durch gezielte Ablenkung den jeweiligen Gedanken loszulassen.

2.2 Typische Zwänge

Es gibt eine Vielzahl möglicher Zwangsinhalte. Einige, die sehr häufig vorkommen, habe ich in diesem Kapitel zusammengestellt.

Kontrollzwang

Wahrscheinlich ist das die häufigste Form des Zwangs. Er wurde nun schon einige Male angesprochen. Betroffene kontrollieren bestimmte Dinge immer und immer wieder. Ist der Herd abgeschaltet? Ist der Kühlschrank richtig zu? Ist das Bügeleisen vielleicht noch eingesteckt? In ganz schweren Fällen können Betroffene das eigene Haus nicht mehr verlassen, weil sie sich nie wirklich sicher sind, ob sie richtig kontrolliert haben.

Waschzwang

Auch diesen haben wir schon kennen gelernt. Aus Angst vor Verschmutzung oder vor Bakterien waschen Betroffene immer wieder ihre Hände oder duschen stundenlang.

Zählzwang

Betroffene zählen Bodenfliesen, Treppenstufen, Tapetenbahnen und andere Gegenstände. In schweren Fällen wird alles gezählt, was in den

Blick der Person gerät. Dabei geht es meistens darum, eine gewisse Symmetrie zu erreichen, beispielsweise eine gerade Zahl oder eine ganz bestimmte Zahl.

Ordnungszwang

Bestimmte Gegenstände werden in ritualisierter Art und Weise hingelegt oder ausgerichtet. Bereits eine leichte Abweichung würde zu Unruhe führen und wäre unerträglich. Auch hier spielt Symmetrie oft eine Rolle.

Grübelzwang

Hier geht es darum, über eine bestimmte Sache immer und immer wieder nachzudenken, bestimmte Themen nicht loslassen zu können, auch nicht zeitweise. Der Grübelzwang kommt häufig auch bei depressiven Menschen vor.

Zwangsrituale

Von Ritualen spricht man, wenn bestimmte Abläufe in einer immergleichen Art und Weise ausgeführt werden müssen. Das kann beispielsweise das An- und Ablegen von Kleidung betreffen oder das Verlassen und Betreten der eigenen Wohnung, das Herausnehmen eines Gegenstandes aus einem Schrank, im Grunde genommen alle denkbaren Handlungsabläufe.

3. Angst, Suizidalität, Suchtgefahr

Eine Zwangsstörung ist zwar von deutlichen Zwängen geprägt, dennoch handelt es sich auch um komplexe Zustandsbilder, die mehr beinhalten als „nur" die Zwangsphänomene. Ursachen sind meistens nicht so leicht erkennbar. Zumindest kann nicht einfach ein einziges Lebensereignis oder die Erziehung eines Menschen als Grund für die Entwicklung eines solchen Zustandes herhalten. Wir können jedoch davon ausgehen, dass eine Wechselwirkung aus persönlicher Veranlagung, Überforderungen in der Bewältigung der Anforderungen des alltäglichen Lebens und häufig auch schwere Verlusterlebnisse zur Entwicklung einer Zwangsstörung beitragen.

Auffällig ist bei Betroffenen die Unruhe oder Angst, die aufkommt, wenn der Versuch unternommen wird, dem Zwang zu widerstehen. Häufig ist auch die Vorstellung eines eintretenden Unheils beim Nichterfüllen des Zwangs zu finden. Betroffene fürchten, es geschehe dann etwas Schlimmes für sie selbst oder nahe stehende Personen. Bei sachlicher Überlegung wissen sie, dass so etwas nicht geschehen wird. Der Gedanke kann jedoch nicht losgelassen werden.

3.1 Die Angst hinter den Zwängen

Zwänge sind meistens sehr auffällig und nehmen einen großen Teil des Tagesablaufes in Anspruch. Man spricht davon, dass Zwänge sich ausbreiten. Das bedeutet, dass die Zwänge schrittweise immer mehr Raum und Zeit in Anspruch nehmen. Wird den Betroffenen nicht geholfen, so dominieren die Zwänge irgendwann ihr gesamtes Leben.

Wenn wir etwas tiefer blicken, finden wir bei allen Zwangsstörungen tief verwurzelte Ängste. Unruhe und Angst sind dabei nicht einfach Begleiterscheinungen eines Zwangs, sondern mitverantwortlich für seine Entstehung. Die Zwangsrituale können als eine Art von Selbsthilfe betrachtet werden, da die Betroffenen unbewusst damit versuchen, die Angst beherrschbar zu machen oder zumindest in Grenzen zu halten.

Bei allen Therapieversuchen sollte daher berücksichtigt werden, dass ein neuer Umgang mit dem Angsterleben gefunden werden muss, damit die Zwänge dauerhaft reduziert werden können. Es wäre fatal, wenn man die Zwänge einfach wegtrainieren oder mit anderen Methoden löschen wollte und die Angst dabei nicht berücksichtigen würde. Sie würde noch stärker werden.

3.2 Das Problem der Suizidalität

Das Problem einer möglichen Selbsttötung hängt direkt mit dem Angsterleben zusammen. Grundsätzlich kann festgehalten werden, dass Menschen, die Angst empfinden, eher zu einem Suizid neigen, was mit steigender Angst immer deutlicher wird. Das gilt natürlich unabhängig vom Vorliegen einer Zwangsstörung. Angst lässt uns nach Auswegen suchen. Suizid kann dabei der letzte große Ausweg sein.

Das Vorliegen einer Zwangsstörung wirkt der Tendenz zum Suizid entgegen, weil die Zwänge die Angst immer wieder kontrollieren. Das bedeutet natürlich nicht, dass Betroffene keine Suizidgedanken hätten oder gegen eine Selbsttötung geschützt wären.

Im Zusammenhang mit der Therapie, unabhängig davon, mit welcher Methode gearbeitet wird, kommt es oft zu einer gesteigerten Suizidalität. Das liegt daran, dass mit Reduzierung der Zwänge die Angst zunächst einmal wieder stärker wird. Die Therapie einer Zwangsstörung sollte also von Anfang an auch eine Angsttherapie sein.

3.3 Suchtgefahr

Ständig mit Zwängen beschäftigt zu sein, kostet sehr viel Kraft. Sehr viel Lebensqualität geht dabei verloren. Bei ausgeprägtem Zwängen ist meistens nur wenig Freizeitgestaltung möglich und kaum spontanes Handeln. Häufig leben Betroffene sozial isoliert. Das führt natürlich zu Unzufriedenheit und depressiven Verstimmungen.

Therapeutische Hilfe wird oftmals erst spät aufgesucht oder ist nicht ausreichend verfügbar. Die ständige Unsicherheit und auch das permanente Zweifeln, ob das Zwangsritual richtig ausgeführt wurde, führen immer tiefer in eine depressive Stimmung. Daher neigen Betroffene im Laufe der Zeit zur Einnahme von Medikamenten oder zu einer Selbstbehandlung mit Alkohol, um wenigstens zeitweise etwas Ruhe zu finden.

Nicht nur Alkohol, sondern auch Medikamente, die als Beruhigungsmittel bezeichnet werden, haben ein Abhängigkeitspotenzial. Es besteht also die Gefahr einer Suchtentwicklung.

4. Therapiemöglichkeiten

Ich möchte hier ganz kurz die Therapieverfahren vorstellen, die am häufigsten bei Zwangsstörungen angewandt werden. Es gibt darüber hinaus sicherlich weitere interessante Methoden. Die Aufzählung erhebt keinen Anspruch auf Vollständigkeit und stellt keine Bewertung dieser oder anderer Verfahren dar. Fragen sie ihren Hausarzt oder Heilpraktiker nach Therapieangeboten in ihrer Region.

Psychopharmaka

Es gibt keine Medikamente gegen Zwänge. Die Begleiterscheinungen und Hintergründe der Zwangsentwicklung werden jedoch teilweise mit Medikamenten behandelt. Hierbei geht es vor allem um das Angsterleben und die depressive Stimmung. Häufig werden Antidepressiva verabreicht, die einerseits die Unruhe verringern, andererseits die Stimmung aufhellen sollen.

Verhaltenstherapie

Die aus dem Amerikanischen stammende Verhaltenstherapie hat spezielle Programme für den Umgang mit Zwangsstörungen entwickelt. Häufig wird bei Zwängen mit Konfrontationsverfahren gearbeitet. Der Klient muss sich dabei einer Situation aussetzen, in der er gezielt auf das Zwangsritual verzichtet. Er soll dabei erleben, dass die aufkommende Angst mit der Zeit geringer wird. Diese Form der Therapie gibt es auch bei Angststörungen.

Psychoanalyse

Die Psychoanalyse betrachtet die Entwicklung der Kindheit des Klienten und sucht dort nach ungelösten Konflikten, die sich bis ins Erwachsenenalter auswirken. Im Gespräch mit dem Klienten bespricht der Therapeut, wie es zur Entwicklung der Zwänge kommen konnte, um so den alten Konflikt der Kinderzeit aufzulösen.

Hypnose

Hypnotherapeuten leiten beim Klienten eine Trance ein. Befindet sich dieser dann in einem Tiefenentspannungszustand, wird mit Suggestionen, Trancegeschichten oder selbstorganisatorischen Verfahren versucht, eine andere Problemsicht und ein anderes Grundgefühl einzunehmen.

5. Behandlung mit Quantenenergie

Nach dieser kurzen Einführung kommen wir nun aber zur Quantenheilung. Mit Hilfe der einfachen Methode der Quantenheilung können sie Zwänge reduzieren und in vielen Fällen auch auflösen. Wenn sie selbst von Zwängen betroffen sind, machen sie einfach die jeweilige Selbstbehandlungsübung. Sollten sie Therapeut, Heilpraktiker, Geistheiler oder Lebensberater sein, wenden sie die jeweilige Therapietechnik an.

Auch in diesem kleinen Ratgeber kommt es mir auf Praxis an. Ich langweile sie also nicht mit Theorie und mit Diskussionen über Quantenphysik oder Psychologie. Ich zeige ihnen Übungen zum Umgang mit Zwängen.

Da es bei Quantenheilung auch auf die Formulierung der Affirmationen für die gewünschten Zielzustände ankommt, biete ich ihnen einige Affirmationen an, die sie für sich oder ihre Klienten natürlich gerne anpassen können.

Wir arbeiten in fünf Therapieschritten, um einen möglichst nachhaltigen Effekt zu erzielen.

Erste Behandlung

Zunächst einmal geht es um eine Grundausrichtung. Quantenheilung bewirkt häufig schnelle und deutliche Fortschritte, es wäre aber blauäugig, davon auszugehen, dass immer eine einzige Behandlung genügt, um das Problem zu beseitigen. Warum ist das so? Warum verläuft die einmal geweckte Harmonisierung nicht reibungslos?

Wir sind täglich Situationen ausgesetzt, die unsere Harmonie aus dem Gleichgewicht bringen. So kommt es zu Krankheiten und psychischen Störungen und natürlich auch zu Zwangssyndromen. Häufig sind wir schon so lange im Ungleichgewicht, dass wir geradezu an diese Schieflage gewöhnt sind. Es braucht Zeit, um wieder eine innere Ordnung herzustellen, die anhält. Daher halte ich es für besser, eine Abfolge von Sitzungen zu planen, um Schritt für Schritt vorzugehen. Denken Sie immer daran: Quantenenergie bzw. Quantenheilung kann helfen. Wunderheilung ist sie jedoch nicht. Sie ist ein einfaches und oft sehr wirksames Verfahren der Förderung von Selbstheilungskräften. Nicht mehr - aber auch keinesfalls weniger!

Natürlich bedeutet jeder einzelne Schritt der Harmonisierung oder Synchronisation auch einen Beitrag zur Lösung des gesamten Problems. Manchmal löst sich nach einer oder zwei Sitzungen das gesamte Beschwerdebild. Doch nicht immer. Außerdem gibt der wiederholte Kontakt über einen überschaubaren Zeitraum hinweg den meisten Menschen ein Gefühl der Sicherheit und Geborgenheit. Die positiven Gefühle sollen sich schließlich etablieren. Also nichts überstürzen!

Es geht mir schließlich nicht darum, mit der Quantenenergie eine Blitzheilung oder Wunderheilung anzupreisen, denn das ist sie nicht. Es ist die natürlichste Form der Heilung, doch auch die benötigt ihre Zeit.

In der ersten Sitzung mit dem Klienten wird das Beschwerdebild zunächst einmal geklärt. Die folgenden Fragen können eine Richtschnur sein:

- *Um welche Art von Zwängen handelt es sich? Handlungen, Impulse, Gedanken?*
- *Wie lange sind die Zwänge bereits vorhanden?*
- *Wie viel Zeit nehmen die Zwänge täglich in Anspruch?*

- *Versucht der Betroffene sich noch, wenn auch erfolglos, dagegen zu wehren?*
- *Weiß der Betroffene, dass die Zwänge im Grunde genommen „unsinnig" sind?*
- *Welche Ängste und Befürchtungen begleiten die Zwänge?*
- *Hat der Klient bereits eine andere Behandlung in Anspruch genommen?*
- *Konnten bestehende Zwänge schon einmal reduziert werden?*
- *Was wünscht sich der Klient am meisten? Was soll sich am deutlichsten verändern?*

Viele weitere Fragen sind möglich. Entscheidend ist dabei, dass sie ein Bild von dem Zwangssyndrom ihres Klienten bekommen, um bei jeder Anwendung eine gute Affirmation zu formulieren. Außerdem kommt der Klient mit seinem Angstgefühl in Kontakt. Das ist wichtig für die Harmonisierung.

Machen sie nun folgende Übung als Betroffener oder die anschließend beschriebene Behandlung, wenn sie Therapeut sind.

Übung für Betroffene

Setzen sie sich bequem hin und werden sie ruhig. Nun achten sie auf das Gefühl in der linken Hand.

- *Wie fühlt sie sich an?*
- *Spüren sie ein Kribbeln?*
- *Ist die Haut gespannt oder relaxt?*
- *Fühlt sie sich warm an oder kühl?*
- *Spüren sie vielleicht sogar einen Pulsschlag in der Hand oder in den Fingern?*

Spüren sie einfach, wie sich die Hand anfühlt. Konzentrieren sie sich drei Minuten lang nur auf diese Hand!

Danach machen sie bitte das Gleiche mit ihrer rechten Hand. Konzentrieren sie sich ganz auf die rechte Hand und nur auf sie.

Spüren sie, wie sie sich anfühlt. Machen sie das ebenfalls für etwa drei Minuten.

Anschließend lenken sie die Konzentration wieder zur linken Hand, diesmal für etwa eine Minute. Und noch einmal zur rechten Hand, auch wieder für eine Minute.

Und nun probieren sie bitte, beide gleichzeitig wahrzunehmen. Achten sie auch
wieder darauf, wie sich beide anfühlen.
Spüren sie die Unterschiede und warten sie
ab. Nehmen sie beiden Körperteile einfach
wahr und fühlen sie, was sie in beiden
empfinden. Warten sie, bis beide sich
gleich anfühlen. Warten sie, bis sich das
Gefühl beider Hände aneinander angleicht.

Als Therapeut machen sie bitte für sich die gleiche Übung zur Einstimmung und dann die Behandlung, die auf der nächsten Seite beschrieben
wird für den Klienten.

Therapeuten sollten immer kurz vor einer Sitzung oder während der Sitzung, kurz vor Beginn
der Behandlung des Klienten diese Übung machen, um sich selbst in eine möglichst intensive
Harmonie zu versetzen.

Affirmation

*Wohlgefühl und Ruhe
im ganzen Körper*

Behandlung des Klienten

Der Klient soll sich aufrecht hinsetzen, am besten auf einen Stuhl ohne Rückenlehne. Lassen sie ruhige Musik laufen und bitten sie den Klienten, an etwas Schönes zu denken (Seine Gedanken sollen nicht stören). Stellen sie sich hinter ihren Klienten und legen sie ihre linke Hand auf die linke Schulter des Klienten. Anschließend legen sie die rechte Hand auf die rechte Schulter.

Sprechen sie in Gedanken einmal die Affirmation *„Wohlgefühl und Ruhe im ganzen Körper"*.

Werden sie sich ihrer Hände bewusst und nehmen sie die Gefühlsunterschiede wahr. Warten sie ab, bis sich in beiden Händen das gleiche Gefühl einstellt.

Das dauert wahrscheinlich zehn bis zwanzig Minuten. Fragen sie ihren Klienten, was er fühlt. Die Harmonisierung hat schon begonnen. Wahrscheinlich fühlt er spontan etwas Wärme und Entspannung. Das kann den Zwang bereits etwas lindern.

Zweite Behandlung

Die erste Behandlung diente vor allem der Grundharmonisierung. *Was bedeutet das?* Bei jeder Behandlung mit Quantenenergie geht es um die Harmonisierung des Organismus. Eine Schieflage der Energie, die zu einer Störung oder Erkrankung geführt hat, soll ausgeglichen werden. Findet der Organismus schließlich zurück zu einem ausgeglichenen Energieniveau, so geht er automatisch langsam in einen gesunden Zustand über. Unter idealen Voraussetzungen würde es also genügen, eine einzige Behandlung durchzuführen und dabei einfach die Grundübung anzuwenden. In allen Büchern weise ich darauf hin, dass in der Praxis meistens mehr erforderlich ist. Das ist jedoch keine schlechte Nachricht. Quantenheilung kann sehr viel, ich möchte Ihnen jedoch keine Wundertüte der Heilung verkaufen, sondern eine wunderbare Methode vorstellen, die einfach und wirksam zugleich ist. Wenn wir einmal betrachten, dass in sehr vielen Fällen weniger als 10 Sitzungen erforderlich sind, um große Veränderungen herbeizuführen oder zu heilen, so erkennen wir doch eine beachtliche Perspektive im Vergleich zu vielen anderen Methoden. Wenn wir nun noch überlegen, dass die Behandlung mit Quantenenergie ohne Ausbildung und ohne Gefahr von jedem interessierten und motivierten Menschen durchgeführt werden kann, so sollte das schon ausreichend Wunder sein.

In der zweiten Sitzung beschäftigen wir uns nun mit den konkret vorhandenen Zwängen. Da es selten vorkommt, dass ein Klient nur einen einzigen deutlichen Zwang erlebt, benötigen wir durchaus mehrere Affirmationen und gehen dann Schritt für Schritt vor. Bei sehr vielen Zwängen können auch weitere Sitzungen gemacht werden und pro Sitzung dann ein oder zwei Zwangsphänomene bearbeitet werden. Das sollten sie nach Komplexität und Anzahl der Zwänge entscheiden.

Die Tabelle auf der nächsten Seite enthält Affirmationen für verschiedene Zwangserscheinungen. Wählen Sie die Variante aus, die dem jeweiligen Zwang ihres Klienten oder ihrem eigenen am nächsten kommt. Selbstverständlich können sie auch eigene Affirmationen formulieren. Probieren sie es einfach aus. Die Wirkung wird sie bestätigen.

Zwangsphänomen	Affirmation
Waschzwang	Du bist bereits sauber und glücklich
Kontrollzwang	Du fühlst dich sicher und frei
Zählzwang, Symmetriezwang	Du siehst Harmonie in allen Dingen, so wie sie sind
Berührungszwang	Du lässt los und spürst die Freiheit dabei
Fokussierung auf Zahlen (3, 4 …)	Die Zahlen verschwinden, Du lässt die … (3) … los
Zwangsgedanken	Deine Gedanken sind frei und öffnen sich für Neues
Ordnungszwang	Du fühlst dich sicher und frei
Andere Zwänge	Du liebst und genießt gerade … (Gegenteil des Zwangs, bsp. das Chaos) …

Selbstbehandlung für Betroffene

Setzen sie sich hin und kommen sie zur Ruhe. Atmen sie einige Male tief ein und aus. Machen sie nun noch einmal die Synchronisationsübung aus der ersten Sitzung.

Dann stellen sie sich bitte den Zwang genau vor oder konzentrieren sie sich darauf, wenn sie ihn spüren können. Gehen sie gedanklich in eine typische Zwangssituation und spüren sie die Vorstellung, die damit verbunden ist.

Stellen sie sich vor, wie dieses Gefühl in die linke Hand fließt. Nur in die linke Hand! Stellen sie es sich für etwa drei Minuten vor. Und jetzt sprechen sie in Gedanken ihre Affirmation in der Ich-Form einmal aus.

Werden sie sich nun beider Hände bewusst. Denken sie nur an ihre Hände! Fühlen sie den Unterschied und warten sie bis beide Gefühle sich aneinander angleichen.

Mit Angleichung beider Hände vergeht auch die aktuelle Vorstellung des Zwanges. Wenn sie nun noch einmal an die Situation denken, fühlt es sich schon besser an.

Behandlung des Klienten

Der Klient soll sich aufrecht hinsetzen, am besten auf einen Stuhl ohne Rückenlehne. Lassen sie ruhige Musik laufen und bitten sie den Klienten, an etwas Schönes zu denken. Dann fordern sie ihn auf, ganz intensiv an die Zwänge zu denken, etwa drei Minuten lang. Anschließend soll er an etwas Schönes denken und abwarten.

Stellen sie sich hinter ihren Klienten und legen sie die Hände auf die Schultern des Klienten. Sprechen sie in Gedanken einmal die ausgewählte Affirmation. Werden sie sich ihrer Hände bewusst und nehmen sie die Gefühlsunterschiede wahr. Warten sie ab, bis sich in beiden Händen das gleiche Gefühl einstellt. Wechseln sie die Position der beiden Hände und legen sie diese links und rechts an die Wirbelsäule des Klienten flach auf den oberen Rücken und wiederholen sie den Vorgang.

Sobald sich das Gefühl in beiden Händen wieder gleich anfühlt, beenden sie den Kontakt.

Dritte Behandlung

Mit der dritten Behandlung nähern wir uns der Angst hinter dem Zwang. Ich möchte vorher noch einmal erwähnen, dass die Quantenheilung grundsätzlich auf Reduzierung aller Aspekte des Zwangs zielt und zwar in jedem Durchgang.

Dennoch empfehle ich, mit mehreren Sitzungen zu arbeiten. Zwangsstörungen sind immer komplexe Phänomene, die nicht einfach als Marotte oder unangenehme Gewohnheit gesehen werden können. Wie bereits erläutert, steht hinter jedem Zwang eine tief verwurzelte Angst oder Verunsicherung. In vielen Therapien wird beobachtet, dass mit dem Abnehmen der Zwänge das Angsterleben zunächst einmal deutlicher wird. Damit kann dann auch die Suizidneigung steigen. Wenn wir die Zwänge als Schutz gegen die Angst betrachten, ist leicht nachvollziehbar, dass genau das geschieht. Erfahrene Therapeuten wissen, dass die Angst hinter den Zwängen sowie die Neigung zur Selbsttötung immer mitbehandelt werden müssen, wenn Zwänge bearbeitet werden. Ich empfehle also entsprechend die Vorgehensweise über mehrere Schritte der Therapie, so wie sie es von meinen anderen Büchern zur Quantenheilung her kennen.

Das Angsterleben nimmt vor allem dann zu, wenn der Versuch unternommen wird, dem Zwang zu widerstehen. Bei der Vorstellung einer solchen Situation, kann der Klient die Unruhe bereits spüren und deutlich werden lassen.

Selbstbehandlung für Betroffene

Setzen sie sich hin und kommen sie zur Ruhe. Atmen sie einige Male tief ein und aus. Machen sie nun noch einmal die Synchronisationsübung aus der ersten Sitzung.

Überlegen sie nun, wann ihr Angst- oder Unruhegefühl auftritt. Stellen sie sich eine Situation vor, in der die Angst sehr deutlich zu spüren ist. Halten sie diese Vorstellung für eine Minute.

Stellen sie sich vor, wie dieses Gefühl in den linken Zeigefinger fließt. Lassen sie es etwa eine weitere Minute dort hinein fließen.

Nun legen sie die beiden Fingerkuppen der Zeigefinger aneinander und nehmen sie beide bewusst wahr. Halten sie die Finger so, bis das Gefühl entsteht, dass beide Fingerkuppen ineinander verschmelzen.

Sobald es sich anfühlt, als würden beide Fingerkuppen ineinander gehen, beenden sie den Kontakt.

Behandlung des Klienten

Der Klient wird im Sitzen behandelt. Er kann dabei die Augen schließen. Das ist jedoch nicht erforderlich. Lassen sie ruhige Musik laufen und bitten sie den Klienten, nun intensiv an die Situation zu denken, die die Unruhe auslöst, etwa drei Minuten lang. Anschließend soll er an etwas Schönes denken und abwarten.

Stellen sie sich vor ihren Klienten und berühren sie mit der Spitze des linken Zeigefingers die Stirn des Klienten und fühlen sie sich ein. Werden sie ihrer Fingerspitze bewusst, und nehmen sie das Gefühl darin wahr. Berühren sie mit dem rechten Zeigefinger den Kopf des Klienten von oben auf der Mitte der Schädeldecke.

Werden sie sich des rechten Fingers bewusst und nehmen sie anschließend beide Finger gleichzeitig wahr bis sich eine Angleichung beider Gefühle einstellt.

Sobald sich das Gefühl in beiden Fingern wieder gleich anfühlt, beenden sie den Kontakt. In einem kurzen Nachgespräch können sie den Klienten fragen, wie es ihm bei der Vorstellung der gleichen Situation nun geht. Er wird auch diesmal eine Besserung spüren. Sollte das einmal nicht der Fall sein, tritt die Wirkung etwas später ein. Fragen sie also beim nächsten Kontakt, wie die Zeit zwischen den Terminen verlaufen ist.

Bei dieser dritten Behandlung habe ich ihnen eine Variante dargestellt, bei der anstatt der Handflächen nur die Kuppen der Zeigefinger benutzt werden. Es ist dabei nicht erforderlich, unbedingt die angesprochenen Punkte am Körper des Klienten zu berühren. Es können viele Punkte gewählt werden. Es kommt vor allem darauf an, dass wir zwei Bereiche mit unseren Fingerspitzen berühren, die entweder eine unterschiedliche Muskelspannung aufweisen oder ein unterschiedliches Energieniveau. Bei den beiden Bereichen Stirn und Schädeldecke können sie sich ziemlich sicher sein, dass bei vorhandenen psychischen oder körperlichen Problemen eine Schieflage besteht. Es kann natürlich sein, dass ihr Klient nach der dritten Sitzung oder auch bereits früher schon sorgenfrei ist. Machen Sie dennoch alle Sitzungen, um den Erfolg abzusichern.

Vierte Behandlung

In der vierten Sitzung beschäftigen wir uns mit der Entwicklung neuer Perspektiven. Hierzu ist es noch nicht erforderlich, dass die Zwänge völlig verschwunden wären. Es geht darum, den Blick nach vorne zu richten, damit eine innere Öffnung zu bewirken, *Ja* zu sagen zum Leben. Bedenken Sie bitte, dass mindestens unterschwellig immer mit einer gesteigerten Suizidalität zu rechnen ist. So merkwürdig das auch klingen mag, Zwänge geben einen gewissen Schutz vor Selbsttötung. Mit Behandlung der Zwänge entreißen wir dem Klienten diesen Schutz.

Ich möchte Sie dennoch ermutigen, als Therapeut oder als Betroffener an der Befreiung von Zwängen zu arbeiten. Gleichzeitig können sie an der Reduzierung der Suizidtendenzen arbeiten. Die Arbeit mit Quantenenergie hat den Vorteil, dass eine grundsätzliche Harmonisierung angestrebt wird. Das bedeutet, dass das gesamte Zwangsphänomen sich zu verändern beginnt, sobald die ersten Übungen gemacht werden. Es ist kaum mit Symptomverschiebungen zu rechnen, also damit, dass ein Symptom verschwindet und dafür ein neues auftaucht. Mit den einzelnen Therapieschritten können wir Schwerpunkte setzen und die Wirkung intensivieren.

Selbstbehandlung für Betroffene

Setzen sie sich hin und kommen sie zur Ruhe. Atmen sie einige Male tief ein und aus. Machen sie ihre Synchronisationsübung.

Dann stellen sie sich bitte ganz deutlich die Begrenzungen vor, die sie durch ihre Zwänge erleben, beispielsweise nicht mehr das Haus verlassen zu können, keine Freizeit mehr zu haben etc. und gehen sie so tief wie möglich in das damit verbundene Gefühl. Lassen Sie diese Vorstellung so intensiv werden, wie es geht.

Stellen sie sich vor, wie dieses Gefühl in die linke Hand fließt. Nur in die linke Hand! Stellen sie es sich für etwa drei Minuten vor.

Und jetzt sprechen sie in Gedanken ihre Affirmation in der Ich-Form einmal aus.

Werden sie sich nun beider Hände bewusst. Fühlen sie den Unterschied und warten sie bis beide Gefühle sich aneinander angleichen.

Behandlung des Klienten

Der Klient soll sich aufrecht hinsetzen, am besten auf einen Stuhl ohne Rückenlehne. Lassen sie ruhige Musik laufen und bitten sie den Klienten, nun intensiv an die Einschränkungen aufgrund seiner Zwänge zu denken, etwa drei Minuten lang. Anschließend soll er an etwas Schönes denken und abwarten.

Stellen sie sich hinter ihren Klienten, greifen sie links um seinen Kopf herum und halten sie ihre Hand vor seine Stirn, ohne ihn zu berühren. Halten sie einen Abstand von etwa 10 Zentimetern. Halten Sie die rechte Hand gleichzeitig mit der Handfläche nach unten über den Kopf des Klienten, ebenfalls im Abstand von etwa 10 Zentimetern. Halten sie ihren rechten Unterarm sowie die rechte Hand parallel zu ihrem Oberkörper. Sprechen sie in Gedanken einmal die ausgewählte Affirmation.

Werden sie sich ihrer Hände bewusst und nehmen sie die Gefühlsunterschiede wahr. Warten sie ab, bis sich in beiden Händen das gleiche Gefühl einstellt.

Sobald sich das Gefühl in beiden Händen jeweils gleich anfühlt, beenden sie den Kontakt.

Affirmation

*Du bist frei und freust dich
auf dein neues Leben!*

Eine solche Sitzung kann etwas dauern. Nehmen sie sich diese Zeit, denn es lohnt sich. Für die meisten Geistheiler, Heilpraktiker oder Therapeuten ist es ohnehin selbstverständlich eine oder sogar eine anderthalbe Stunde mit einem Klienten zu arbeiten.

Achten sie immer auf Ruhe und Gelassenheit auch bei ihnen. Es kommt ja gerade darauf an, dass sie selbst in einen Zustand kommen, in dem die reine Bewusstheit fließen kann. Das geht nur in einer positiven Grundstimmung, die ohne Hektik und ohne Druck gestaltet wird.

Denken sie außerdem immer daran, dass die Wirkung der Quantenenergie nicht sofort eintreten muss. Klienten benötigen oft einige Stunden oder Tage, um die eingetretene Wirkung auch bewusst zu spüren.

Fünfte Behandlung

Ich arbeite in meiner Praxis bei komplexen Problemen, und dazu gehören Zwangsstörungen auf jeden Fall, immer mit zunächst einmal fünf Sitzungen. Wenn Sie auch andere Bücher von mir gelesen haben, werden Sie feststellen, dass die Schrittfolge der Therapie mit Quantenenergie jeweils sehr ähnlich ist. Ich habe das ganz bewusst so gewählt. Ich verstehe diese Abfolge als Basistherapie. In vielen Fällen genügt das. Ich empfehle Ihnen, nach fünf Sitzungen immer zunächst einmal abzuwarten, wie sich der Zustand des Klienten weiter entwickelt. Häufig verlassen Klienten nach der fünften Sitzung zufrieden die Praxis. Es können natürlich auch noch Restsymptome bestehen. In diesem Fall gilt es abzuwarten, wie sich das Befinden des Klienten in den nächsten Wochen verändert.

Denken Sie immer daran, dass die Behandlung mit Quantenenergie nachwirkt. Selbstverständlich können auch weitere Sitzungen gemacht werden, wenn sie wollen auch unmittelbar nach der fünften Sitzung. Handeln Sie bitte nach Gefühl und nach ihrer eigenen Erfahrung. Als Therapeut werden sie schon bald ihre eigene Vorgehensweise finden, vielleicht einiges verändern oder ergänzen.

Da die fünfte Sitzung bei meinen Behandlungen den Abschluss darstellt oder zumindest einen Zwischenstopp, kommt es mir bei dieser Behandlung darauf an, die bereits eingetretene Veränderung zu stabilisieren und mit dem Klienten gemeinsam den Therapieprozess zu betrachten. Gerade dieser letzte Aspekt wird häufig vernachlässigt, möglicherweise auch unterschätzt. Aus Sicht des Klienten ist es meistens das Wichtigste, dass sein Zustand sich positiv verändert. Wie diese Veränderung möglich wurde, lässt sich nur schwer und unzureichend erklären.

Eine Diskussion oder philosophische Debatte über Quantenheilung, Energieübertragung oder Geistheilung wären sicherlich nicht hilfreich. Mir kommt es daher auf die Rückschau an. Zusammen mit dem Klienten bespreche ich also noch einmal, in welchem Zustand er meine Praxis aufgesucht hatte, wie er und wie ich die Schritte seiner Veränderung erlebt haben, um ihn so auf das Potenzial seines eigenen Organismus zu fokussieren.

Die Leserinnen und Leser meiner Bücher wissen, dass ich in meinen Praxisratgebern keine physikalischen oder spirituellen Hintergründe der Energiearbeit beleuchte. Allen daran interessierten empfehle ich die Bücher von Dr. Kinslow und das Buch *Der Seelen Code - Lebe das Schöpfungsprinzip* von Taylor Moone.

Wenden wir uns nun aber der fünften Sitzung zu. Behandlung von Symptomen spielt in der fünften Sitzung nur dann eine Rolle, wenn die gewünschte Wirkung noch nicht eingetreten ist. Erlebt der Klient immer noch so viele oder so starke Zwänge, dass er damit nicht leben kann, so sollte zunächst einmal weiter behandelt werden. Der Abschlusstermin, der hier als fünfte Sitzung beschrieben wird, sollte erfolgen, wenn der Klient die Zwänge als subjektiv aushaltbar oder zumindest gut kontrollierbar einschätzt.

Wir können hier also mit einer allgemeinen Affirmation arbeiten, die wahrscheinlich für die meisten Klienten passt. Selbstverständlich können sie auch eine individuelle Affirmation formulieren.

Affirmation

*Du bist frei und offen für all das,
was dir begegnet!*

Selbstbehandlung für Betroffene

Setzen sie sich hin und kommen sie zur Ruhe. Atmen sie einige Male tief ein und aus. Machen sie ihre Synchronisationsübung.

Dann versuchen sie, soviel wie möglich von ihrem gesamten Körper zu spüren. Gehen sie über die Hände hinaus. Fühlen sie ihren gesamten Körper. Lassen sie sich einige Minuten Zeit.

Und jetzt sprechen sie in Gedanken ihre Affirmation in der Ich-Form einmal aus.

Atmen sie tief ein und stellen sie sich vor, dass sie mit der Atemluft Ruhe und Gelassenheit aufnehmen. Lassen sie in ihrer Vorstellung diese Gelassenheit durch ihren gesamten Körper fließen. Atmen sie langsam wieder aus. Wiederholen sie diesen Vorgang (Einatmen - Fließen lassen) mit dem Gefühl der Freiheit und noch einmal mit der Offenheit.

Diese Übung können sie selbstverständlich in den nächsten Tagen noch mehrmals wiederholen, wenn sie möchten.

Behandlung des Klienten

Der Klient soll sich aufrecht hinsetzen, am besten auf einen Stuhl ohne Rückenlehne. Lassen sie ruhige Musik laufen und bitten sie den Klienten, nun einfach an etwas Schönes zu denken.

Stellen sie sich hinter ihren Klienten und legen sie beide Hände nebeneinander auf den Kopf des Klienten. Sprechen sie in Gedanken einmal die ausgewählte Affirmation.

Atmen sie tief ein und lassen sie den Gedanken der Gelassenheit in ihre linke Hand fließen. Stellen sie sich vor, wie das Gefühl der Gelassenheit von ihrer linken Hand in die linke Körperseite des Klienten fließt, bis zu den Füßen hinunter und über die rechte Seite wieder nach oben zum Kopf. Halten sie diese Vorstellung, bis sie das Gefühl haben, die Gelassenheit kommt bei ihrer rechten Hand wieder an.

Wiederholen sie diesen Vorgang für die Gefühle der Freiheit und der Offenheit.

Klienten spüren bei dieser Behandlung meistens ein intensives Wärmeempfinden, das vom Kopf aus durch den gesamten Körper fließt. Fragen sie nach dieser Behandlung, was der Klient fühlen konnte. Berichtet er Wärme, so fragen sie genauer, wie weit sie seiner Meinung nach geflossen ist. Ihr Klient spürt das nicht unbedingt bis zu den Füßen hinab. Das bedeutet nicht, dass es nicht funktioniert hätte, sondern gibt ihnen Aufschluss darüber, wie offen und sensibel die Person inzwischen selbst geworden ist.

Ich empfehle ihnen, mit all ihren Klienten einen zumindest telefonischen Nachbesprechungstermin zu vereinbaren. Lassen sie sich nach einigen Wochen eine Rückmeldung darüber geben, wie es ihrem Klienten geht und wie zufrieden er mit seinem Zustand ist.

Die Behandlung mit Quantenenergie zeigt in den allermeisten Fällen eine nachhaltige Wirkung im Sinne der Therapie. Harmonie kann jedoch gestört werden. Das bedarf wohl keiner Erläuterung. Natürlich entwickelt sich daraus nicht so einfach eine Zwangsstörung. Hatte der Klient jedoch eine schwer wiegende Zwangsproblematik, so sollten wir uns nicht scheuen, nach einigen Wochen noch einmal eine Nachbehandlung vorzunehmen, um den Erfolg weiter zu festigen.

Empfehlung von Wolfgang Zimmer

„Ein Blick hinter die Quantenenergie"

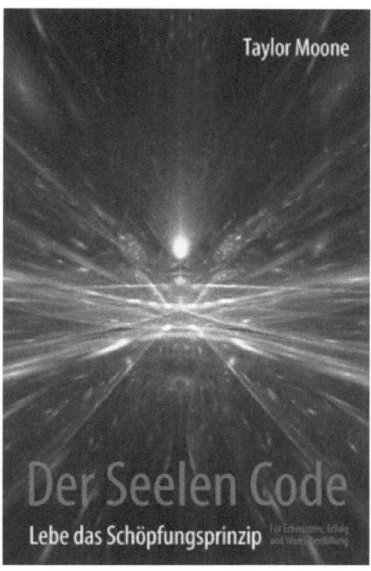

Taylor Moone stellt die menschliche Seele in den Mittelpunkt des göttlichen Schöpfungsplans. Mit seinen Ausführungen zum Wesen der menschlichen Seele, das er mit dem Seelen-Code greifbar macht, zeigt der Autor auf anschauliche Art und Weise, dass nicht Gott oder das Universum, sondern jeder einzelne Mensch die Schöpfung erfüllt. Die Seele selbst wird mit ihrem einfachen Code zum Grundprinzip der Schöpfung. Seine These besagt, dass jeder Mensch Glück, Erfolg und Wunscherfüllung erleben wird, wenn er den Seelen-Code erkennt.

Der Seelen Code - ISBN 978-3-8391-5363-5

Schlusswort

Damit sind wir schon am Schluss des Buches angekommen. Ich hoffe, ich konnte ihnen mit meinem kleinen Ratgeber etwas helfen. Wenn sie sich schon mit Quantenheilung ausgekannt haben, oder vielleicht schon mein Buch **Quantenenergie in der Praxis** gelesen haben, fällt es ihnen wahrscheinlich leicht, den Übungen zu folgen und einfach auszuprobieren.

Ich möchte Sie ausdrücklich dazu ermuntern, als von Zwang Betroffene die Übungen einfach einmal auszuprobieren. Sie müssen weder Experte für Quantenphysik sein noch spirituell erfahren oder medizinisch belesen, um diese Übungen für sich selbst zu nutzen. Als Therapeut arbeite ich mit sehr vielen Menschen, die von schweren Ängsten und Zwängen betroffen sind. Ich weiß daher, wie wichtig auch professionelle Hilfe ist, die über eine Selbstbehandlung hinausgeht. Vielleicht nimmt ja der ein oder andere dieses Buch auch zum Anlass, sich einmal in einer Heilkundepraxis mithilfe von Quantenenergie behandeln zu lassen. Auch dann wäre ein Ziel dieses Buches erreicht.

Es kommt nämlich darauf an, diese einfache und in vielen Fällen hochwirksame Methode möglichst vielen Menschen vorzustellen und näher zu bringen. Alle Therapeuten, Geistheiler und Lebensberater möchte ich dazu einladen, die vorgestellte Übungen und Verfahren im Rahmen ihrer gesetzlichen Vorgaben in die eigene Arbeit zu integrieren.

Zum Schluss möchte ich mich noch bei allen Leserinnen und Lesern meiner Bücher zur Arbeit mit Quantenenergie bedanken. Sie sind es schließlich, die diese wunderschöne Methode verbreiten und damit für viele Menschen nutzbar machen.